ESSAI

SUR LA MÉTHODE,

DE

VÉRIFICATION SCIENTIFIQUE,

APPLIQUÉE

AUX SCIENCES EN GÉNÉRAL,

A LA MÉDECINE ET A LA THÉRAPEUTIQUE

EN PARTICULIER,

PAR

H. GOLFIN,

PROFESSEUR DE THÉRAPEUTIQUE ET DE MATIÈRE MÉDICALE A LA FACULTÉ DE MÉDECINE
DE MONTPELLIER, PRÉSIDENT DU JURY MÉDICAL DU DÉPARTEMENT DE L'HÉRAULT,
ASSOCIÉ CORRESPONDANT ÉTRANGER DE L'ACADÉMIE DE MÉDECINE ET DE CHIRURGIE
DE MADRID, ET DE L'ACADÉMIE CHIRURGICALE DE LA MÊME VILLE, MEMBRE
TITULAIRE DE LA SOCIÉTÉ DE MÉDECINE-PRATIQUE DE MONTPELLIER, MEMBRE
CORRESPONDANT DE LA SOCIÉTÉ DE MÉDECINE, DE CHIRURGIE ET DE PHARMACIE
DE TOULOUSE, DE NISMES, DE POITIERS, ETC. ETC.

PARIS

J.-B. BAILLIÈRE, Libraire, RUE DE L'ÉCOLE DE MÉDECINE 17.

MONTPELLIER,

CASTEL, Libraire, Grand'-Rue 52.

1846

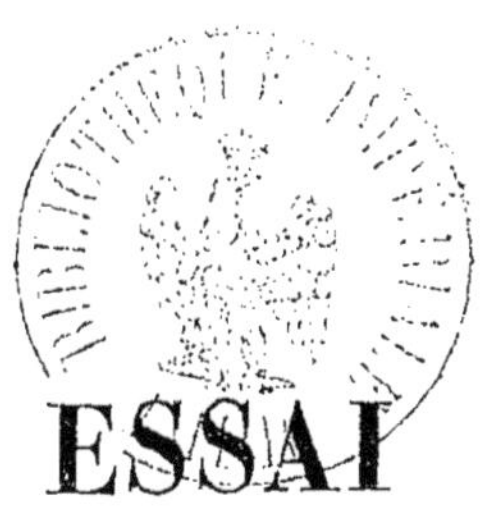

ESSAI

SUR LA MÉTHODE

DE

VÉRIFICATION SCIENTIFIQUE,

APPLIQUÉE

AUX SCIENCES EN GÉNÉRAL,

A LA MÉDECINE ET A LA THÉRAPEUTIQUE

EN PARTICULIER.

OUVRAGES DE L'AUTEUR.

PROGRAMME D'UN COURS D'HYGIÈNE PRIVÉE ET PUBLI-QUE, appliquée à l'Etiologie, à la Prophylactique et à la Thérapeutique. — in-4o 1828.

NOTICE BIOGRAPHIQUE sur BAUMES, Professeur à la Faculté de médecine de Montpellier. — in-8o 1828.

MÉMOIRE SUR L'EXANTHÈME ORTIÉ OU L'URTICAIRE, et Observations sur la fièvre intermittente pernicieuse ortiée, pour servir à l'histoire des fièvres intermittentes pernicieuses. — in-8o 1829.

DISCOURS SUR L'HOMME CONSIDÉRÉ COMME SUJET DE LA THÉRAPEUTIQUE. — in-8o 1829.

DE L'OCCASION OU DE L'OPPORTUNITÉ EN MATIÈRE DE THÉRAPEUTIQUE. — in-8o 1839.

ÉTUDES SUR LA PHARMACODYNAMIE au point de vue de la solution de ces questions : Pourquoi, quand et comment le médecin doit-il employer les agents pharmacodynamiques ? — in-8o 1845.

ERRATUM.

Page 48, ligne 8, *au lieu de* fraction des procédés *lisez* fraction d'un des procédés

---

Montpellier. — Imprimerie de J. MARTEL aîné.

ESSAI

SUR LA MÉTHODE

DE

VÉRIFICATION SCIENTIFIQUE,

APPLIQUÉE

AUX SCIENCES EN GÉNÉRAL,

A LA MÉDECINE ET A LA THÉRAPEUTIQUE

EN PARTICULIER,

PAR

H. GOLFIN,

PROFESSEUR DE THÉRAPEUTIQUE ET DE MATIÈRE MÉDICALE A LA FACULTÉ DE MÉDECINE DE MONTPELLIER, PRÉSIDENT DU JURY MÉDICAL DU DÉPARTEMENT DE L'HÉRAULT, ASSOCIÉ CORRESPONDANT ÉTRANGER DE L'ACADÉMIE DE MÉDECINE ET DE CHIRURGIE DE MADRID, ET DE L'ACADÉMIE CHIRURGICALE DE LA MÊME VILLE, MEMBRE TITULAIRE DE LA SOCIÉTÉ DE MÉDECINE-PRATIQUE DE MONTPELLIER, MEMBRE CORRESPONDANT DE LA SOCIÉTÉ DE MÉDECINE, DE CHIRURGIE ET DE PHARMACIE DE TOULOUSE, DE NISMES, DE POITIERS, ETC. ETC.

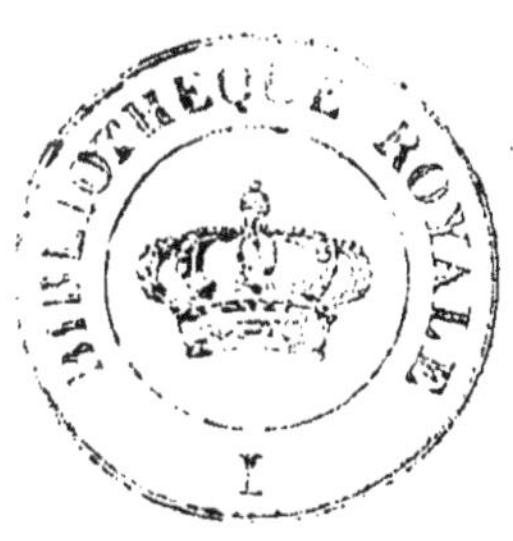

> L'application de la méthode de vérification scientifique à la médecine a rationalisé cette science ; elle l'a dégagée des égarements du philosophisme, des entraves du scepticisme, des dangers de l'empirisme, et l'a ainsi placée sur la voie des sciences physiques

PARIS

J.-B. BAILLIÈRE, Libraire, rue de l'École de médecine 17.

MONTPELLIER,

CASTEL, Libraire, Grand'-Rue 52.

1846

ESSAI

SUR LA MÉTHODE

DE

VÉRIFICATION SCIENTIFIQUE,

APPLIQUÉE

AUX SCIENCES EN GÉNÉRAL,

A LA MÉDECINE ET A LA THÉRAPEUTIQUE

EN PARTICULIER.

(Leçons extraites d'un *Cours de Thérapeutique et de Matière Médicale*,
fait dans le semestre de 1846.)

INTRODUCTION.

MESSIEURS,

Toutes les fois que je monte dans cette chaire,
j'éprouve, en présence du souvenir des enseignements immortels des hommes qui l'ont illustrée,
une bien vive émotion. Ce sentiment a sa source
dans la pénible certitude de l'impuissance où je suis
de me concilier, comme eux, l'attention et la con-

1

fiance de mon auditoire. Que de grands noms, en effet, ne pourrions-nous pas citer, pour justifier ce sentiment et alarmer notre courage ! Mais détournons nos regards de ce tableau d'intimidation, et permettez-nous de nous persuader que vos exigences seront satisfaites, si nous pouvons parvenir à vous communiquer la doctrine qu'ils ont enseignée, et à laquelle l'exactitude des dogmes et les avantages de l'application à la pratique médicale ont assuré un règne perpétuel.

S'il est vrai que nous ne puissions nous rapprocher de ces hautes intelligences, en ajoutant quelques matériaux à l'édifice qu'elles ont construit et qu'elles nous ont légué, cherchons du moins à suivre la route qu'elles nous ont tracée ; embrassons religieusement leur doctrine ; entrons en communion intime avec elles, unissons-nous à leur foi médicale ; soyons, en un mot, leurs disciples. Vous initier à la véritable philosophie des fondateurs de la science de l'homme, est la seule gloire dont ma destinée me laisse l'espérance. Si je puis atteindre ce but, toute mon ambition sera satisfaite.

Votre initiation à cette doctrine vous fera entrer en part à l'héritage des biens que nos pères nous ont légués. A nous, la sainte mission de cultiver ces biens, de les augmenter s'il nous est possible, ou du moins de les améliorer et de vous les transmettre ; à vous, la destinée d'en recevoir le dépôt sacré , et d'utiliser la jouissance de cette succession au profit de la science et de l'humanité.

Mais cette transmission , pour être efficacement opérée , nécessite dans l'élève une bonne éducation première , une entière pureté de virginité philosophique , beaucoup de travail et une ferme résolution d'embrasser la vérité. Aussi bien elle exige, dans le professeur l'art de diriger habilement la raison de l'élève vers l'étude de la meilleure doctrine·, c'est-à-dire vers la doctrine dont les phénomènes généraux , embrassant du même coup-d'œil la réunion des faits et des lois physiologiques et pathologiques , sont seuls capables de répandre la plus vive lumière sur toutes les parties de l'anthropologie.

Toutefois, quel que soit le talent de chaque professeur pris isolément , il ne saurait renfermer en entier dans son enseignement spécial l'ensemble des dogmes de la véritable philosophie médicale. Cet enseignement sera toujours forcément limité à l'application des dogmes qui ressortissent seulement à la partie de la médecine qu'il est chargé de professer. L'étude de la philosophie médicale , ainsi morcelée , mettra toujours l'esprit de l'élève dans l'impossibilité d'en acquérir une connaissance adéquate et indispensable pour bien étudier et bien comprendre la vie, la santé, la maladie et la mort.

Cette impossibilité signale un vice radical dans le système de l'enseignement médical actuel. Ce vice consiste dans l'absence d'une chaire de philosophie médicale.

La nécessité d'instituer, dans la Faculté de médecine de Montpellier, une chaire consacrée à l'enseignement de la philosophie naturelle inductive, appliquée à la théorie de l'agrégat humain vivant, a été irrévocablement démontrée par M. le professeur Lordat, dans une lettre écrite le 30 septembre 1845 à MM. Villeneuve, président de la commission permanente du Congrès médical à Paris, et Amédée Latour, secrétaire.

On lit dans cette lettre « que la vraie anthropologie, la physiologie médicale ne se répand point. Pourquoi? parce que les élèves ne possèdent pas les principes de l'art de philosopher. Ils ne sont pas capables d'étudier et de bien distinguer les causes de l'ordre métaphysique : telles sont la force vitale végétale, la force vitale des bêtes, celle de l'homme, l'instinct, l'intelligence, la raison. Sans une idée nette et distincte de ces causes, qui ne sont pas du ressort des sens externes, il n'y a point de science de l'homme, ni partant de science médicale. »

« D'après cela, dit notre illustre collègue, je suis très-sûr qu'une Faculté de médecine demande impérieusement une chaire dont l'objet soit d'enseigner l'art d'aller à la recherche des vérités anthropologiques de l'ordre métaphysique, un cours de philosophie naturelle conçue d'après l'esprit du *Novum*

organum, appliquée à la théorie des faits tant an-
thropiques que psychiques. Ce besoin, ajoute-t-il
avec justesse, est aussi important au moins que
celui qui a déterminé l'Autorité à créer des chaires
de physique et de chimie organique (1). »

Nous ne saurions trop approuver la pensée de
notre collègue. Il n'est personne qui ne comprenne
qu'il ne peut y avoir de bonnes études médicales,
si préalablement l'esprit des élèves n'y est point
préparé par l'étude sérieuse du genre de philosophie
qui convient le mieux au génie de la science de
l'homme. Cette philosophie est celle qui a sans cesse
pour but de diriger l'intelligence vers l'observation
des causes premières de tous les phénomènes vitaux
et psychiques, de leurs rapports généraux ou de
leurs lois.

Le génie de cette philosophie médicale domine
depuis très-long-temps tous les enseignements de la
Faculté de médecine de Montpellier. Les faits et les
dogmes qu'une méthode sévère d'expérimentation
y a découverts, y sont traditionnels. C'est sous la
direction de cette philosophie inductive que chaque
professeur y enseigne. Mais, en l'appliquant à
chaque spécialité, l'ensemble de ses principes généraux ne saurait y être exactement et complète-
ment enseigné. Cette philosophie souffre quelque-

____

(1) *Voy*. Journal de la Société de médecine pratique de
Montpellier, juin 1846, pag. 155.

fois dans sa conception des anomalies, et dans son exposition des lacunes qui en altèrent la constitution, l'ensemble et l'unité. Ces variantes entraînent dans l'esprit des élèves une confusion, une incertitude, un défaut de suite, qui ne lui permettent pas de l'apprendre dans toute sa pureté et dans toute son étendue.

Ces inconvénients graves, qui portent une atteinte profonde et nuisible à l'instruction et aux progrès de la science, disparaîtraient, si cette philosophie avait un organe pour en exposer le génie, la langue, les règles, les méthodes, les lois et l'ensemble des vérités de fait ou des dogmes dont elle se compose.

L'institution de cette chaire, dans le sein de cette Faculté, est un droit qui lui est acquis par l'ancienneté de l'enseignement de cette philosophie, les médecins illustres qu'elle a créés et les services éminents qu'elle a rendus à la science : c'est une justice qui lui a été rendue par un des plus savants médecins de ce siècle, le docteur Auber. Voici comment il s'exprime dans un ouvrage de philosophie médicale, consacré à l'exposition des vérités générales et fondamentales de la science, et qui, à notre avis, est un des plus beaux et des plus utiles qui ait paru de nos jours, soit par la bonne manière de philosopher, soit par la profondeur et l'étendue des pensées, soit enfin par la finesse du style et la netteté de l'élocution. Ce savant écrivain dit dans ce livre : « Si, poussés par une

curiosité bien naturelle, nous voulons remonter
jusqu'à l'origine de la philosophie médicale pour en
signaler exactement le début, nous verrons promp-
tement qu'il n'y a pas de grands efforts à faire pour
en trouver les premières traces dans les œuvres
d'Hippocrate, et même dans le livre des Coaques,
dû, comme l'indique son nom, à la coopération de
plusieurs auteurs; toutefois, il est juste de dire que
c'est dans le sanctuaire de l'Ecole de Montpellier,
par conséquent dans un âge qui touche, en quelque
sorte, au nôtre, et sous l'influence de Bordeu et
surtout de Barthez, que la philosophie médicale
s'est réellement dégagée de la philosophie générale,
qu'on peut, à juste titre, considérer comme le
code de toutes les philosophies spéciales, et qu'elle
est venue se poser en souveraine à la tête de toutes
nos connaissances médicales, au sein desquelles elle
a soufflé la vie et la raison, sous le nom imposant,
mais fidèle, de génie ou d'esprit philosophique.... »
Plus bas, il ajoute : « Nous proclamons hautement
une vérité de fait, et nous signalons à la recon-
naissance de tous une Ecole qui a fourni de tout
temps des médecins célèbres au reste de l'Europe;
une Ecole, dont le haut enseignement a toujours
été cité comme le type parfait du pur et du beau;
une Ecole, en un mot, dont les moyens, le but
et l'esprit ont toujours été les mêmes, quand les
habitudes et le langage des autres rappelaient en-

core, comme aujourd'hui, le chaos, l'arche de Noé
ou la tour de Babel (1). »

Cette déclaration du savant médecin de Paris sur
la prééminence de la philosophie de notre Ecole,
justifie la demande du professeur Lordat sur la
création, dans notre Faculté, d'une chaire exclu-
sivement affectée à l'enseignement de cette philosophie, qui est la base fondamentale de notre doctrine. Les avantages que la science et l'humanité
en ont retirés jusqu'ici sont une garantie solide de
ceux qu'elle promet pour l'avenir. L'institution de
cette chaire serait une sorte d'introduction , une
préparation efficace à de bonnes études , un moyen
sûr de perfectionnement, de progrès, de propaga-
tion et de perpétuité de la doctrine qui distingue
notre Ecole de toutes les autres (2).

Cette doctrine est le Vitalisme Hippocratique,

------

(1) *Voy*. Traité de philosophie médicale, par T.-C.-E.
Auber. Paris 1859, pag. 16.

(2) Le besoin de cette chaire s'est fait sentir, en France,
depuis long-temps. Espérons que, dans ce moment, où,
plus que jamais, on médite un projet de perfectionnement d'organisation du corps médical, M. le Ministre (*),
dont le génie philosophique s'est montré à un degré si
éminent, songera à remplir cette lacune, et à accomplir
ainsi les vœux de l'instruction , de la science et de
l'humanité.

(*) M. de Salvandy, Ministre de l'instruction publique.

dont l'adoption, de plus en plus progressive, est l'expression des tendances de l'époque. Vainement, et de nos jours surtout, on a tenté d'introduire d'autres philosophies dans la science de l'homme ; l'expérience a prouvé l'insuffisance des unes et l'inanité des autres. La doctrine du vitalisme reprend de toutes parts les droits de son antique origine, et fonde sa souveraineté sur les ruines de toutes celles qu'on s'est témérairement efforcé de lui substituer.

Née d'une métaphysique puisée dans la nature, ses dogmes sont simples, purs, vrais, et conséquemment immuables ; leur application pratique en est aisée et fructueuse, quelle que soit la partie de la médecine qui la reçoive. Le temps a, d'ailleurs, fourni ses preuves sur la vérité et la fécondité de ses principes. Sa domination a souvent été attaquée, quelquefois même affaiblie, mais jamais effacée. Elle a trouvé dans tous les siècles, dans toutes les Facultés, et dans la nôtre surtout, des esprits éminemment sages et philosophiques, qui ont vaillamment combattu pour sa défense et son triomphe. Cette doctrine n'a donc jamais cessé de respirer, et elle a survécu à toutes les autres, parce que la vérité est l'élément de son origine, et l'aliment de ses progrès. C'est à ce noble attribut qu'elle doit le privilége exclusif d'avoir résisté aux violentes secousses qu'elle a eu à souffrir, de la part des révolutions systématiques des siècles qui se sont écoulés; d'avoir ramené ceux qui avaient abandonné son culte, et d'avoir toujours été préférée par ceux qui, ayant étudié toutes les doctrines sans prévention, ont eu assez de talent pour la comprendre, assez de droiture de conscience pour l'embrasser, et assez de courage pour en proclamer la prééminence sur toutes celles qu'on a tenté si souvent d'introduire dans l'anthropologie, et auxquelles le prosélytisme semblait faire espérer des succès durables.

La méthode expérimentale, qui a commencé de germer dans la tête d'Hippocrate, que Bàcon a développée et érigée en doctrine, et que Barthez a appliquée d'une manière si sublime et si utile à la science des maladies, est l'unique moyen qu'elle invoque pour remplir ses destinées. Cette méthode a pour objet et pour but d'étudier les faits, de les grouper selon leurs ressemblances; d'établir des rapports généraux et particuliers, et d'arriver ainsi à la découverte des états primitifs, qui constituent les éléments morbides, dont l'isolement et la combinaison, opérés selon des affinités réglées par les lois de l'agrégat vivant, offrent le tableau de toutes les maladies simples ou composées dont l'histoire de la clinique nous a donné connaissance. C'est par cette méthode que cette doctrine a rationalisé l'empirisme, et qu'elle a fait, en général, de la médecine une science aussi rigoureusement certaine que toute autre science, quand on ne fait entrer dans sa constitution métaphysique que ce qui est l'œuvre de l'application d'une raison renfermée dans de justes limites.

La constatation exacte des affections élémentaires, simples, composées, compliquées et coexistantes ; celle des causes qui les préparent, les déterminent et les entretiennent ; la détermination pratique des symptômes graves, dangereux ou urgents ; l'appréciation rigoureuse de l'attitude, du degré d'énergie et du mode d'exercice de la force médicatrice ; celle enfin des modifications spéciales que les conditions individuelles et générales impriment aux maladies, offrent l'ensemble des circonstances que cette méthode a pour but. L'établissement de ces circonstances suffit à la thérapeutique, parce qu'il lui suffit de connaître les faits qui sont les sujets principaux d'indication.

Notre philosophie a établi et posé formellement en principe, qu'il n'était pas nécessaire d'aller au-delà de ces termes. Par la méthode expérimentale qu'elle emploie, elle éloigne toutes les hypothèses qui pourraient adultérer la pureté de son génie, aventurer son existence et ralentir ses progrès. Elle ne veut pas chercher à pénétrer la nature ou l'essence des éléments morbides, puisque le fait immédiat de ses investigations expérimentales suffit aux besoins de l'art. Que peut-on, en effet, désirer de plus que la détermination immédiate des divers états qui fournissent les sujets d'indication ? Vouloir pénétrer plus avant, ce serait exposer la raison à errer dans le dédale inextricable ou perfide des causes finales. Et d'ailleurs, fût-il même en notre pouvoir, autant que cela l'est peu, de dépasser les limites sages posées par une philosophie légitime, les notions même démontrables que l'on acquerrait ne changeraient en rien un fait de conscience, et ne le rendraient pas plus évident et plus utile qu'il ne l'est. L'entendement de l'homme doit donc s'arrêter au terme abstrait d'une induction immédiate. La raison suprême seule peut aller plus loin : *Nosce te ipsum.*

Ainsi donc, constater des lois générales ou les rapports nécessaires qui dérivent de la nature des choses, déterminer l'existence de ces choses ou des faits primitifs, sont les deux objets principaux que notre doctrine se propose, et elle y parvient par *la méthode de vérification scientifique.* C'est de ce sujet que nous devons vous entretenir aujourd'hui.

Nous avons pensé qu'un enseignement sur cette matière, qui est la clef de notre doctrine, serait profitable à l'instruction de ceux qui l'ignorent ou qui l'ont mal étudiée. Il leur fera comprendre les vérités qu'elle professe, disposera favorablement leur esprit à la confiance qu'elle mérite, les attachera sincèrement à son étude, et leur rendra plus

facile la conception du génie de *la Thérapeutique*,
qui doit faire, cette année, le sujet de notre cours.

Nous procéderons à ce premier enseignement
dans l'ordre suivant.

Nous exposerons d'abord des généralités sur la
méthode de vérification scientifique. — Nous montrerons qu'elle a pour objet l'étude des rapports
qui existent entre les phénomènes observés, et pour
but, d'en apprécier la valeur pour remonter à leur
origine ou aux faits initiaux, dont la constatation
abstraite est le terme de nos investigations.

Nous ferons connaître le génie de la méthode de
vérification dans les deux modes qui la constituent,
savoir : le mode analytique et le mode synthétique.
— Nous nous livrerons à l'exercice de ces deux
modes dans les sciences en général, et dans la médecine en particulier. — Nous montrerons quels
sont les procédés logiques ou instruments intellectuels qu'elle met, en général, à contribution pour
atteindre le but qu'elle se propose. — Nous vous
ferons voir comment elle est utilisée par notre
doctrine, dans son application à la thérapeutique.
— Nous parlerons des avantages qu'elle en retire,
du vice des reproches que le philosophisme adresse
à notre doctrine, et nous prouverons que c'est méconnaître les droits de la raison que de taxer d'hypothèse son caractère métaphysique.

Les leçons suivantes seront consacrées à l'étude

de la Thérapeutique générale. Mais, avant de nous livrer à cette étude, nous exposerons la doctrine du Vitalisme, telle qu'il nous paraît qu'elle doit être comprise, pour répandre un jour utile sur les actes de l'agrégat vivant qu'il est possible à l'intelligence humaine de pénétrer, et pour la dégager de toutes les exagérations qui prêtent des armes à l'esprit de ses détracteurs ou des philosophistes. — Nous prouverons que cette doctrine, dont les premières idées philosophiques remontent à Hippocrate, a été rétablie et perfectionnée dans cette Ecole par le génie immortel de Barthez ; qu'elle n'a jamais cessé depuis d'être l'objet des méditations des médecins de cette Faculté, qui l'ont élaborée et modifiée pour la mettre en harmonie avec les progrès de la science, et qui l'ont ainsi portée à un haut degré de perfectionnement. — Nous prouverons aussi que cette doctrine, rigoureusement examinée et impartialement jugée, se montre incomparablement celle qui embrasse la science de l'homme, au point de vue le plus vaste et le plus fécond en applications pratiques. — Nous exposerons les travaux de Barthez, de Lordat, de Dumas, de Bérard, de Caizergues et d'autres professeurs de cette Ecole. Nous signalerons les analogies et les différences qu'il y a entre ces travaux, dans la marche philosophique que ces médecins ont suivie, relativement à l'application de la méthode de vérification scientifique à la science de l'homme. — Nous émettrons notre opinion sur cette doctrine, et nous montrerons comment il nous semble qu'elle doit être modifiée, pour en rendre les applications pratiques plus directes , plus exactes et plus fécondes.

Nous nous occuperons ensuite de l'application de l'analyse et de la synthèse à la médecine clinique. — Nous passerons de là à l'étude des indications. — Nous exposerons la doctrine des méthodes thérapeutiques générales et spéciales, ou de la méthodologie thérapeutique proprement dite. — Nous terminerons ce cours par l'histoire des médications.

Tel est, MESSIEURS , le programme général de ce cours. Cette exposition fidèle et rapide suffit pour vous faire pressentir la haute importance des divers sujets qui doivent nous occuper. Ce cours vous présentera l'ensemble de la doctrine du Vitalisme Hippocratique, dont l'Ecole de Montpellier s'est constituée l'organe de la régénération , et celui de la doctrine, ou mieux de la méthode élémentaire clinique, dont la connaissance est si précieuse pour vous préserver, à tout jamais, des inconvénients inséparables des doctrines incomplètes ou fausses , dont l'application à la science des maladies conduit à une pratique aventureuse, vacillante, téméraire, empirique ou routinière.

Les obligations que notre mission nous impose sont immenses. Elles exigent tout ce que la philosophie a de plus relevé et de plus positif , et tout ce que l'expérience a attesté de plus vrai et de plus utile dans la clinique médicale. Nous ne saurions nous dissimuler que , pour nous placer dignement à la hauteur des divers sujets qui composent le programme de notre enseignement , nous avons de grands obstacles à vaincre; mais nous sentons aussi que si , pour en triompher, il ne nous faut être animé que du plus généreux dévouement, les efforts de notre zèle ne se plaindront jamais que de trop d'impuissance.

Voué tout entier aux soins qu'exige votre vie intellectuelle , il n'est pas de sacrifice dont notre cœur paternel ne nous rende capable pour la cultiver, la développer et l'accroître. Mais nos labeurs isolés ne sauraient suffire pour atteindre ce but. Votre application doit marcher à l'égal de notre zèle. Ce n'est que par ce concert de travail et d'efforts que vous parviendrez à ce haut degré d'instruction , qui, vous rendant utiles à la science et à l'humanité , vous promet le plus bel avenir ; car, comme l'a dit M. Cormenin (1), l'avenir est désormais à ceux qui travailleront le plus utilement, non pour eux-mêmes, mais pour les peuples ; qui se dévoueront à l'accomplissement de cette mission ingrate, mais sainte; qui y songeront la nuit, qui y songeront le jour,

---

(1) *Voy.* Lettre aux Electeurs de la Sarthe.

qui voudront faire marcher du même et inséparable
pas le progrès social et le progrès politique , et qui,
sur toutes les routes humanitaires , se feront précéder de l'instruction pour arriver à la liberté.

A ces réflexions philanthropiques, nous devons
ajouter que, dans cette œuvre de dévouement, l'avenir ne sera glorieux que pour ceux qui auront con-
couru à amener une liberté éclairée et morale , la
seule qui puisse assurer l'ordre et la paix si nécessaires
aux progrès des sciences et au bonheur de la société.

Instruction et morale publique sont deux conditions souveraines, sans lesquelles la liberté serait
un fléau pour la société. Ces conditions doivent
dominer toutes les institutions humanitaires : elles
sont une garantie de la loi de l'ordre, indispensable
aux progrès de la civilisation. Les avantages de cette
loi, éclairée par les lumières de la liberté morale,
vous ont été naguère irrévocablement démontrés
par M. Théry, dans un discours fort de pensées ,
de sentiments, de goût et de philosophie. Il n'y a
de vraie liberté, a dit ce savant orateur, que sous
la loi de l'ordre, ni d'ordre solide que sous la réserve
de la liberté (1).

---

(1) *Voy*. Discours prononcé à la séance solennelle du
10 novembre 1845, pour la rentrée des Facultés de médecine, des sciences et des lettres, et de l'Ecole de pharmacie, par M. Théry, recteur de l'Académie, officier de
la Légion d'Honneur.

CHAPITRE Ier.

—

GÉNÉRALITÉS SUR LA MÉTHODE DE VÉRIFICATION SCIENTIFIQUE.

Si l'on ouvre les annales de l'histoire des sciences, on se convaincra que lorsque l'homme eut recueilli un grand nombre de faits sur la diversité des objets qui s'étaient offerts à ses regards , il sentit la nécessité de trouver un moyen pour les étudier avec facilité , apprécier l'ordre successif de leur développement , et établir les rapports qui existent entre eux et leurs causes : cette nécessité fut une inspiration de l'instinct , une conséquence d'une logique naturelle ; c'est elle qui a fondé l'institution des méthodes philosophiques, dont les premiers essais ont paru chez les Grecs.

Notre intention n'est pas de dérouler ici le tableau de l'histoire de la méthode scientifique. Votre esprit habitué à la culture de la philosophie s'en rappelle l'origine, en conçoit le génie, la puissance , l'étendue, les progrès successifs , et connaît le perfectionnement auquel elle est parvenue dans les écoles philosophiques de nos jours. Nous nous dispenserons de fatiguer votre attention de ces longs et fastidieux détails , qui nous éloigneraient du but que nous nous proposons.

Il nous suffira de vous rappeler qu'on voit la méthode présentée sous des noms divers par les philosophes de toutes les époques. Hippocrate, le premier, s'en servit sous celui de *méthode expérimentale ;* Aristote et Bâcon l'appelèrent *organe ;* Pascal l'a désignée sous celui de l'*art de persuader ;* Newton en a parlé sous le titre de *règles pour bien philosopher ;* Descartes, Mallebranche , Condillac , Dégerando , Laromiguière , Dugald - Stewart, Maine de Biran , etc. , en ont traité sous la simple dénomination de *méthodes.*

Sous ces divers noms, les philosophes ont eu la même conception de ce procédé logique ; tous ont reconnu dans la méthode un moyen dont la raison s'est servie pour s'élever au-dessus des résultats de la puissance de nos sens, et parvenir jusqu'à l'art d'interroger la nature. Cet art a pour objet d'apprécier l'ordre qui enchaîne les phénomènes dans leur succession , l'analogie qui les rapproche , l'identité qui les confond , les dissemblances qui les distinguent , les rapports généraux qui les unissent , et de conduire ainsi à l'unité de l'objet auquel ils ressortissent.

La méthode peut donc , selon l'expression ingénieuse de Bâcon , être considérée comme un organe. On peut, en effet, la regarder comme un instrument qui fonctionne par rapport à l'intelligence, comme les sens fonctionnent par rapport au corps (1). C'est à l'aide de cet instrument que l'esprit parvient à déterminer l'existence de ce qu'on ne peut pas voir, en estimant au juste la valeur de ce qu'on voit : *Animo contempla quod oculo non vides.*

C'est par la puissance du génie de la méthode de vérification scientifique, que l'intelligence humaine parvient à arracher à la nature ses secrets, en s'élevant, par l'induction, de la considération des phénomènes aux lois, et des lois aux forces. L'application de cette méthode expérimentale à la médecine a rationalisé cette science ; elle l'a dégagée des égarements du philosophisme, des entraves du scepticisme, des dangers de l'empirisme, et l'a ainsi placée sur la voie de la certitude des sciences physiques.

Observer les faits statiques ou matériels, les comparer entre eux, les expliquer pour remonter à leur origine, ou pour s'élever des effets aux causes ou aux faits intellectuels et moraux, c'est-à-dire pour arriver de la considération des faits concrets aux faits abstraits, sont les deux opérations auxquelles l'esprit de l'homme est obligé de se livrer pour bien apprécier ces deux ordres de faits, saisir les rapports généraux, établir des lois et fonder la science.

____

(1) Laromiguière, Leçons de philosophie, 5ᵉ édit., tom. Iᵉʳ, pag. 57.

Quel que soit l'objet des études, l'homme doit d'abord recueillir les faits, soit physiques, soit intellectuels ou moraux, tels qu'il les observe immédiatement; il faut ensuite qu'il cherche ce qui est en quelque sorte caché sous ces faits. Ce n'est qu'après ces deux genres de recherches qu'il peut comparer les résultats obtenus jusque-là, et en déduire les lois générales. Alors il peut remonter aux causes des faits qu'il a observés, analysés et comparés, classés et réduits à des lois générales (1).

La méthode, réduite à sa véritable fonction, consiste dans la vérification ou l'estimation d'un principe ou d'un fait général, qui résume un certain ordre de faits auquel se rattachent tous les faits particuliers.

Ce principe ou ce fait général est constitué par un caractère commun à un ordre de faits qui les lie les uns aux autres, ne permet pas de les séparer, et les réunit par ce caractère : c'est, autrement dit, l'induction d'un fait général, tiré des faits particuliers qui l'embrassent et l'expliquent.

La vérification de ce principe s'opère, soit en descendant du fait général aux faits particuliers, soit en remontant de ceux-ci au premier. *La méthode n'est donc qu'un moyen de vérification des principes et des lois générales.*

---

(1) *Voy.* Ampère, Essai sur la philosophie des sciences, préface pag. xix.

Cet édifice architectonique est nécessité par l'immensité des phénomènes variés et nombreux qui apparaissent sur la scène de la nature, les limites des idées simples fournies immédiatement par l'application des sens, et l'impuissance où elles sont de nous donner la raison du principe des phénomènes, et de nous faire parvenir à dissiper les ténèbres qui l'enveloppent.

Maintenant que nous avons fait comprendre le génie de la méthode, sa puissance et sa destinée fonctionnelle, nous avons à examiner quels sont les procédés ou les instruments logiques dont l'esprit humain doit se servir pour arriver à la découverte des faits généraux; en d'autres termes, nous avons à nous occuper des moyens qu'emploie la méthode scientifique pour atteindre ce but, soit dans l'ordre physique, soit dans l'ordre moral.

CHAPITRE II.

—

DES INSTRUMENTS LOGIQUES DE LA MÉTHODE DE VÉRIFICATION SCIENTIFIQUE.

Dans l'étude d'une science quelconque, l'esprit de l'homme a pour objet d'observer avec attention la manifestation des phénomènes, l'ordre successif de leur développement , d'appliquer la raison à ces phénomènes pour en déterminer la valeur, et pour découvrir, par la voie de l'induction , les rapports généraux qui existent entre eux , et entre ceux-ci et leurs causes.

Pour atteindre ce but, on se sert de la méthode scientifique, qui, comme nous l'avons dit , doit être considérée comme un instrument intellectuel, au secours duquel on parvient à la découverte et à la démonstration inductive des lois ou rapports généraux qui dérivent de la nature des choses.

Selon M. Buchez, cette méthode se compose de deux méthodes différentes , savoir : *la méthode d'invention , et la méthode de vérification scientifique* (1).

Le génie de la *méthode d'invention* est destiné , dit M. Buchez , à la création des hypothèses ou des rapports que l'esprit établit entre un nombre plus ou moins considérable de phénomènes , et à enrichir la science de faits nouveaux. Le génie de la *méthode de vérification* a pour objet l'emploi alternatif de deux modes radicalement distincts et indispensables à la complète rigueur de cette méthode : ces deux modes sont le *mode analytique* et le *mode synthétique*.

En d'autres termes , et pour rendre la pensée de

---

(1) *Voy.* Introduction à l'étude des sciences médicales, pag. 168.

M. Buchez plus facile à l'intelligence, nous dirons que la méthode de vérification consiste dans l'observation attentive des phénomènes sur lesquels on exerce la raison, pour découvrir, par la voie de l'induction, les rapports généraux qu'ils ont entre eux et leur cause. Elle a pour but final la découverte d'un nouveau fait primitif : c'est la méthode que M. Buchez a voulu consacrer dans sa philosophie, sous le nom de *méthode d'invention*.

La seconde méthode, ou la méthode de vérification, se compose de l'emploi alternatif de deux modes distincts et indispensables, pour arriver à la connaissance des divers sujets qui constituent le fait soumis à son exercice, et pour les réunir d'après les rapports qu'on a trouvés entre eux, et reconstituer le fait qui a été expérimenté. Le premier de ces deux modes est le *mode analytique*, et le second est le *mode synthétique*. Tel est le génie de ces deux modes de la méthode de vérification.

Cette distinction de la méthode scientifique, proprement dite, ne nous paraît pas nécessaire, et nous pensons qu'elle ne se serait pas présentée à l'esprit de M. Buchez, s'il eût judicieusement réfléchi sur les résultats de la puissance et de la destinée de la méthode de vérification. Il aurait reconnu sans doute, comme nous, que le mode analytique, qui est un des éléments qui entrent dans sa constitution, a pour but la découverte d'un fait nouveau, et

que par conséquent elle est un moyen ou un instrument d'invention. S'il est prouvé que le mode analytique est un moyen d'invention , il est donc inutile
de créer une méthode à part de la méthode de vérification , puisque celle-ci conduit aux mêmes fins.
On sera mieux convaincu de l'inutilité de la création de la méthode d'invention, en donnant à ce
mode analytique de la méthode de vérification tous
les développements qui doivent en exprimer le
génie ou le caractère propre. On arrivera ainsi à la
certitude qu'elle est une véritable superfétation.

Présentons en peu de mots le véritable esprit de
l'analyse en général, et attachons-nous bien à démontrer, surtout, comment on doit considérer cette
méthode au point de vue des sciences naturelles, et
surtout en médecine.

Il existe, au sujet de l'idée ou de la destinée
fonctionnelle de l'analyse, des différences notables,
selon qu'on a fait usage de ce procédé de l'intelligence dans les sciences morales, physiques ou naturelles. C'est ainsi qu'on l'a distinguée en *analyse
logique, métaphysique, mathématique, physique et
chimique.*

Les termes des deux modes de la méthode de vérification scientifique, c'est-à-dire les mots d'analyse et de synthèse, étant très-employés dans toutes
les sciences, et les règles qui dirigent leur exercice
n'étant pas les mêmes selon la science où on les

applique, il est important de déterminer comment les deux procédés de cette méthode doivent être compris, et employés dans les sciences en général, et en particulier dans les sciences naturelles.

Quelle que soit la science à laquelle on applique les deux modes de la méthode de vérification scientifique, et la différence de la marche qu'on suive dans les procédés de cette application, l'un et l'autre portent toujours le même nom, et sont pourtant des instruments différents de recherche et de découverte.

Les mots d'analyse et de synthèse ont été transportés, par les disciples de Newton, des sciences mathématiques aux sciences morales, physiques et naturelles. « Dans l'analyse mathématique, dit Dugald-Stewart (1), nous partons toujours d'une donnée hypothétique, et notre but est d'arriver à une vérité connue, d'où nous puissions ensuite, par un raisonnement synthétique, retourner sur nos pas jusqu'au point où commencent nos recherches. En pareil cas, on trouve infailliblement la synthèse, en renversant le procédé analytique ; et comme ces deux procédés sont appliqués à la démonstration du même théorème ou à la solution du même problème, ils ne forment réellement que

_____

(1) *Voy.* Eléments de philosophie de l'esprit humain, tom. III, pag. 221.

deux parties différentes d'une seule et même recherche. » La synthèse, comme on le voit, est ici une
analyse renversée, qui, en partant du but qu'on a
atteint, revient à la donnée hypothétique par laquelle on a commencé. Il est évident que cette manière de concevoir l'analyse et la synthèse n'est pas
recevable dans les sciences naturelles, et la médecine surtout, où il faut, dans la première, partir
des faits connus, sensibles, démontrés, pour arriver
à la découverte de faits inconnus, et où, dans la
seconde, on doit procéder d'une manière opposée.

Ces deux modes de procédés intellectuels sont si
vicieusement exercés en mathématiques, qu'on
donne quelquefois à l'un le nom de l'autre. Et en
effet, on y appelle tantôt *analyse* ce que tantôt on
appelle *synthèse;* on y a confondu des procédés qui
appartiennent tantôt à l'un, tantôt à l'autre de ces
deux modes distincts. Ainsi, la forme géométrique,
employée par les anciens mathématiciens, a été
qualifiée de *procédé synthétique;* tandis qu'on nomme
analyse mathématique la forme algébrique employée
par les mathématiciens modernes. Ces vices de dé-
nominations ont été la source d'une grande dissi-
dence sur la valeur relative de l'analyse et de la
synthèse comme méthode d'invention (1).

Dans les sciences morales ou logiques, on a défini

______

(1) *Voy.* Buchez, pag. 190.

l'analyse le procédé par lequel on s'élève des faits
particuliers au fait général ; et la synthèse, le procédé par lequel on descend du rapport général au
fait particulier. Ici, on procède du simple au composé, et du composé au simple (1).

En chimie, au contraire, on procède dans
l'analyse du composé au simple, et dans la synthèse
on va du simple au composé. Cette science invoque
l'analyse pour réduire un corps composé en ses
éléments constitutifs, et la synthèse pour recons-
truire, au contraire, un composé en combinant ses
éléments. L'une est un moyen de découverte, l'autre
est un moyen de contrôle.

C'est dans ce sens que Newton a adopté ces deux
modes de la méthode de vérification scientifique, et
c'est ainsi que nous croyons qu'il faut les concevoir,
et que nous devons les accepter dans les sciences
naturelles, et surtout en médecine. Ecoutons cet
immortel génie : « Dans les sciences naturelles,
dit-il, la recherche des choses difficiles par la méthode de l'analyse doit toujours précéder, comme
dans les mathématiques, la méthode de composition.
Cette analyse consiste à faire des expériences et des
observations, à en tirer des conclusions par l'induction, et à n'admettre contre ces conclusions
d'autres objections que celles qui sont tirées, à

---

(1) *Ibidem.*

leur tour, d'expériences contraires ou d'autres vérités certaines , *car les hypothèses ne doivent pas
trouver le moindre égard dans la philosophie expérimentale.* Par cette voie d'analyse, nous pouvons
aller des composés aux composants, des mouvements
aux forces qui les produisent, et, en général, des
effets à leurs causes, et des causes particulières à
quelques autres plus générales , jusqu'à ce qu'enfin
nous arrivions aux plus générales. C'est là , d'après
Newton, la véritable conception de l'analyse. La
synthèse consiste à partir des causes découvertes et
établies comme principes , pour expliquer par elles
les phénomènes qui en naissent et prouver ses expli-
cations (1). »

Cette manière de philosopher est inspirée par une
logique instinctive, perfectionnée par la raison la
plus éclairée et la plus sévère. Elle va au secours
de l'induction des phénomènes ou effets aux principes ou à leurs causes génératrices, et de ces causes
réunies à la reproduction du fait qui a présenté ces
phénomènes ; elle part des faits connus pour parvenir jusqu'aux faits primitifs qui étaient inconnus,
et de ceux-ci aux autres. C'est dans ce sens qu'on
doit employer la méthode de vérification dans les
sciences naturelles , et particulièrement en médecine.

---

(1) *Voy.* Dugald-Stewart , ouvrage et tome cités ,
pag. 218.

Elle a pour but la découverte des causes, des principes ou des éléments cachés à nos sens.

Résumons ces développements sur la méthode de vérification, afin de bien arrêter avec vous nos idées à ce sujet, et pour vous faire connaître la marche que nous suivrons dans l'application que nous en ferons aux maladies.

L'opération mentale, à laquelle on doit se livrer dans l'exercice de cette méthode, a pour objet, au point de vue de l'analyse, d'observer les phénomènes qui frappent les sens; de saisir les fruits de l'observation ou d'expériences attentives; de déterminer l'ordre de succession des phénomènes; d'établir, au secours de la raison, les rapports généraux qu'ils ont entre eux; d'apprécier la valeur de ces rapports; et d'arriver, par la voie de l'induction, à la conséquence immédiate de leur origine ou de leurs éléments primordiaux.

Cela étant fait, on invoque la synthèse comme moyen de contrôle; on réunit les éléments dont l'analyse a fourni la connaissance; on les combine en suivant l'ordre tracé par leurs affinités naturelles, et on reproduit la cause ou l'état qui a été la source des phénomènes observés, et qui n'est qu'un signe caché qui sert à les annoncer.

Dans la première opération, on va du concret à l'abstrait; dans la seconde, on va de l'abstrait au concret.

Il est bien évident, d'après ces considérations, que la méthode de vérification est un véritable instrument de découverte, et qu'elle a le même caractère et le même but final que la méthode d'invention. La distinction de ces deux méthodes est donc complétement inutile.

Voilà quel est pour nous le génie ou le caractère propre de la méthode de vérification, comment on doit la considérer, et la marche qu'on doit suivre dans son exercice, pour atteindre le but unique qu'elle se propose, qui est la découverte.

Mais puisque la découverte est le but final de toutes les tendances de son génie, nous sommes pleinement autorisé à établir et à reprocher à M. Buchez, que c'est gratuitement et sans nécessité aucune qu'il a distingué deux méthodes dans la doctrine de la méthode de vérification scientifique, savoir : celle d'*invention* et celle de *vérification*. Cette distinction est tout-à-fait illogique, puisque l'invention est le but unique du génie de l'analyse et de la synthèse, qui constituent la méthode de vérification. Nous pensons que cette distinction ne sert qu'à compliquer le problème de la méthode de vérification, tandis qu'on doit, au contraire, s'efforcer de le simplifier pour en faciliter l'intelligence, l'exercice et l'application. Nous appuierons cette réforme sur une proposition empruntée à une des plus hautes puissances logiques du siècle passé. *Ce qu'on nomme méthode d'invention*, dit Condillac, *n'est autre chose que l'analyse. C'est elle qui a fait toutes les découvertes, c'est par elle que nous retrouverons tout ce qui a été trouvé.*

Nous n'en dirons pas davantage pour condamner la distinction de la méthode de vérification en deux méthodes, qui, bien examinées, ont absolument le même génie. Nous en exclurons la méthode d'invention, qui est offerte de la manière la plus explicite par la méthode de vérification, dont la destinée fonctionnelle est l'invention.

C'est, en effet, par la puissance de cette méthode que l'esprit humain, dans ses investigations scientifiques, observe les phénomènes; saisit l'ordre de leur succession; estime leur diversité, leurs anomalies même; détermine les lois des rapports généraux; constate leur valeur, et s'élève ainsi jusqu'à la découverte de leurs causes. Cette double opération des sens et de l'esprit nous permet, dans l'observation exacte d'un phénomène, de décider ceux qui l'ont précédé comme ceux qui l'ont suivi.

Les résultats de ces procédés logiques, quoique abstraits, sont certains, positifs, invariables, parce que, la cause des phénomènes étant constante, elle doit toujours donner lieu aux mêmes effets. C'est une vérité comprise de tout le monde, *que la cause étant constante et identique, les effets doivent l'être aussi, et qu'il y a autant de causes que de classes d'effets.* Cette proposition est incontestable et généralement admise : c'est, en un mot, une vérité, une loi de la nature.

La constance des rapports des effets aux causes, comme celle des rapports des effets entre eux, est donc une loi fixe et immuable dans l'ordre physique et dans l'ordre moral, comme aussi dans l'ordre vital, soit dans l'état physiologique, soit dans l'état pathologique. Toutefois, cette constance dans l'ordre vital n'est pas aussi assurée, aussi stable, que dans l'ordre physique; elle peut y éprouver des variations déterminées par les conditions individuelles et l'influence des agents généraux du monde extérieur. Ainsi, l'irritation ou l'accroissement excessif des forces vitales et organiques, par exemple, aura pour effet chez un sujet une *névrose;* tandis que, chez un autre, cette lésion des forces donnera lieu à une *névralgie* ou à une *fluxion,* peut-être même à une *phlegmasie,* selon son impressionnabilité, la nature, l'intensité, la persévérance des causes hygiéniques, et le siége que cette lésion aura affecté. On observera, dans ces cas, des différences plus ou moins prononcées dans les manifestations phénoménales, qui viendront déposer contre la constance des rapports qui ont lieu communément entre les effets et les causes. A ces variations près, il y a, en général, constance dans la nature de la cause morbide première : ce fait est mis hors de doute par l'identité des indications capitales , et celle des agents thérapeutiques employés pour les remplir. — Concluons donc qu'*en général, même dans l'ordre vital et organique, il y a des rapports constants entre les phénomènes et entre ceux-ci et leurs causes.*

Examinons maintenant par quels procédés la méthode de vérification , appliquée aux sciences en général, parvient à la découverte des faits insensibles ou cachés.

Pour accomplir ses desseins , cette méthode invoque divers procédés ou instruments intellectuels, dont l'office spécial a une puissance de logique inductive qui les fait tous concourir au même but, celui de la connaissance des rapports généraux et de l'origine de la cause des phénomènes sensibles. Parmi ces procédés , ceux qui ont paru les plus efficaces dans les résultats de leur exercice , et conséquemment les plus indispensables , sont l'*observation*, l'*expérience*, l'*analogisme*, l'*induction*, la *statistique* ou le *calcul des probabilités*.

1er Procédé. — *L'Observation*.

L'observation est une opération des sens appliqués à l'étude du monde moral et du monde physique, et qui, animés et fécondés par l'attention , la comparaison et un raisonnement direct et simple, en saisissent les qualités et les caractères distinctifs.

C'est le point de départ et la base fondamentale

des sciences et des arts ; c'est sur cette base qu'ils reposent , parce qu'elle seule peut éclairer la raison dans la recherche de la vérité.

L'observation , d'après ces notions générales , borne son rôle à constater les qualités et les caractères isolés ou réunis des phénomènes sensibles. Elle ne va pas au-delà de ce terme : ainsi circonscrite dans les limites tracées par son génie , on voit qu'elle n'est pas et qu'elle ne peut pas être la source unique de la science , comme on l'a tant prétendu de nos jours ; elle est seulement la source où la philosophie va puiser les matériaux de l'édifice de la science. L'observation est la mère des arts ; tandis que c'est la raison philosophique , sagement appliquée aux résultats de l'observation , qui établit les lois générales qui créent la science. « Sans la philosophie , dit Dugald-Stewart , c'est-à-dire sans les principes généraux déduits d'une habile comparaison de faits divers , l'observation et l'expérience même ne sont que des guides aveugles et sans utilité ; tandis qu'une théorie légitime , basée sur les instruments logiques de l'analyse , présuppose nécessairement une connaissance de faits liés entre eux et bien constatés , beaucoup plus étendue que celle dont est pourvu quiconque n'a pour lui que l'expérience (1). »

____

(1) *Voy.* ouv. et tom. cités , pag. 270 et suiv.

Ces considérations sur le génie de l'observation suffiront pour vous convaincre qu'elle est seulement un des principaux instruments de la méthode de vérification scientifique , et que faire consister la science dans les simples résultats de son exercice, ce serait confondre l'art avec la science elle-même ; ce serait tout accorder aux sens et rien à la raison , qui est l'arbitre de toutes les facultés inférieures , et par laquelle l'homme peut s'élever au-dessus de la matière et atteindre jusqu'au monde invisible, qui a aussi ses vérités, ses réalités, comme le monde visible.

2e Procédé. — *L'Expérience.*

L'expérience est un procédé logique , employé pour interroger la nature , en la soumettant à des épreuves capables de la faire expliquer sur l'existence des faits obscurs ou cachés , et sur les rapports desquels, avec les phénomènes qui avaient frappé nos sens, l'esprit était resté dans le doute ou dans l'ignorance.

L'expérience invoque des moyens différents , selon qu'elle a pour objet la découverte de faits ou de rapports relatifs au monde physique ou au monde moral , pour la connaissance desquels l'observation est restée muette, ou n'a laissé que des notions imparfaites. C'est sur les résultats incomplets de l'observation qu'elle agit pour nous apprendre ce qui est ou ce qui n'est pas.

Les faits fournis par les sens offrent souvent à l'esprit un vague, une confusion qui ne permettent, ni à l'attention, ni à la comparaison, ni au raisonnement, d'en saisir les rapports généraux et l'origine. On soupçonne l'existence de faits insensibles ou obscurs qui doivent éclairer ces rapports et leur origine ; on soumet ces faits à diverses épreuves, et ceux-ci se manifestent souvent, par ces essais, avec des caractères si prononcés et si évidents que toute obscurité disparaît.

L'expérience suppose toutes les qualités de l'observateur, jointe à une vaste instruction et à un esprit de finesse et de justesse qui lui donnent la faculté d'aller plus loin que l'observation simple ou naturelle. L'observateur saisit les phénomènes comme la nature les lui présente ; l'expérimentateur est un interrogateur, un scrutateur, qui examine, sonde et cherche à pénétrer dans les choses les plus mystérieuses. Zimmermann a dit, avec beaucoup de raison, que l'observateur lit dans la nature, et que l'expérimentateur l'interroge. Cette destinée fonctionnelle de l'expérience prouve qu'elle est un des procédés les plus importants de la méthode de vérification scientifique. Ce procédé fournit à la raison philosophique des faits que l'observation directe lui a souvent refusés, et sans lesquels il serait impossible d'établir les rapports qui existent entre les effets et les causes.

3ᵉ Procédé. — *L'Analogisme.*

L'analogisme est un argument par lequel, au secours de l'exercice des sens et de l'intelligence, on tire, de la comparaison d'un phénomène connu avec un phénomène inconnu, des inductions basées sur la perception distinctive de leurs rapports plus ou moins prononcés, afin de les rapprocher entre eux et même de les assimiler. C'est, en d'autres termes, la comparaison qu'on fait de divers phénomènes qui offrent des rapports de correspondance ou de ressemblance. On sent combien, d'après cette définition, ce procédé peut aider dans la recherche des faits, soit dans le monde matériel, soit dans le monde intellectuel.

Cet instrument peut réellement être une précieuse ressource dans la recherche du principe générateur de divers phénomènes qui ont de grands rapports entre eux. Mais, comme il s'exerce quelquefois aussi sur des phénomènes peu nombreux, peu saillants, variables ou obscurs, et qu'il conclut en pareilles circonstances, il faut s'en défier, redouter ses abus et n'en user qu'avec réserve. Dans ces cas, on ne doit présenter ses conclusions analogiques qu'avec circonspection et comme des conjectures probables. C'est ainsi qu'on pourra éviter les erreurs auxquelles pourraient conduire des analogies établies entre des phénomènes qui offrent une plus ou

moins grande disparité dans leurs principaux attributs. Cette circonspection promet des avantages
incontestables pour les progrès toujours lents de la
véritable philosophie.

Cet instrument logique a rendu de grands services
aux sciences. Nous nous bornerons à vous en donner
des exemples pris dans la médecine. C'est à l'analogisme qu'est dû le rapprochement exact qu'on a
fait de certaines maladies chroniques avec quelques
maladies aiguës, de l'hystérie avec l'hypocondrie,
de la chlorose avec l'anémie, de l'assimilation des
affections périodiques avec les fièvres intermittentes, etc. C'est à lui que la pharmacodynamie doit
la connaissance des propriétés thérapeutiques d'une
foule de médicaments. On sait que c'est par l'application de la loi de l'analogie qu'on a reconnu
que les plantes, dont les familles et les genres avaient
la même structure d'organisation et les mêmes formes, étaient douées des mêmes propriétés médicales.
Le principe de l'analogie qui existe entre les propriétés et les formes extérieures des plantes est
prouvé par l'observation, l'expérience et la théorie.
Ce principe est si fondé, qu'on peut, en général,
conclure l'identité des propriétés des plantes qui
appartiennent à des familles et à des genres qui se
ressemblent par la structure ou l'organisation. Cette
théorie, fondée sur l'analogie des rapports naturels
qui existent entre les propriétés des plantes et leurs

formes extérieures, est généralement admise. Elle a sans doute des exceptions, mais elles sont peu nombreuses ; et en bonne logique, loin d'altérer la règle générale, elles la confirment (1).

4e Procédé. — L'Induction.

L'induction est un argument ou un raisonnement par lequel on tire une conséquence d'un ou plusieurs phénomènes isolés ou réunis, offrant quelquefois des anomalies, liés à diverses lois, agissant collectivement pour produire un seul phénomène, ou séparément pour donner lieu à plusieurs, et dont l'interprétation est obscure, embarrassante. Dans ces cas, on analyse les phénomènes, on les compare, on les rapproche de leurs analogues connus, et par l'application d'une logique sévère, on est conduit à tirer une conséquence sur leurs rapports généraux ou leurs lois.

Cette méthode de recherche expérimentale conduit du passé au futur, du connu à l'inconnu. Elle procède, dit Bâcon qui en est le vulgarisateur, *per rejectiones et exclusiones*, c'est-à-dire par voie d'analyse et de synthèse. *Inductio, quæ ad inventionem et demonstrationem scientiarum et artium erit*

----

(1) *Voy.* De Candolle, Essai sur les propriétés médicales des plantes, etc.

*utilis, naturam separare debet per rejectiones et ex-
clusiones debitas, etc.* (1).

La considération des attributs qui constituent cet
instrument logique, et des règles essentielles et
caractéristiques qui dirigent son exercice, montre
que l'induction a de grands rapports avec l'observation, l'expérience et l'analogisme. Mais, malgré
les traits qui les rapprochent et qui au premier
abord semblent les confondre, il y a entre ces
procédés de la philosophie expérimentale des différences qui les séparent et qui proclament leur
indépendance. L'observation, l'expérience et l'analogisme n'exigent qu'un faible exercice du raisonnement. La valeur des phénomènes y est déterminée
par des idées simples, et qui sont la conséquence
immédiate des premières notions fournies par les
sens ; tandis que l'induction est une opération intellectuelle plus délicate, plus complexe et plus
féconde, placée hors du cercle d'une faible application de la raison. Elle exige donc une logique
plus profonde et plus subtile.

L'induction suppose par anticipation les autres
instruments logiques ; elle ne peut s'élever légiti-
mement au haut rang philosophique qui lui est
assigné par son génie, que par ses qualités trans-
cendantales.

------

(1) *Novum organum, lib. I, aph.* cv.

5ᵉ **Procédé.** — *La Statistique ou le calcul des probabilités.*

Buchez a placé au rang des procédés logiques la statistique et le calcul des probabilités. Il a donné à chacun de ces procédés un génie particulier, un caractère propre qui les distingue. Cette distinction n'est pas fondée, et nous pensons qu'il ne l'aurait pas jugée nécessaire s'il avait mûrement réfléchi sur leurs attributs et leur destinée fonctionnelle. Et en effet, l'un et l'autre sont basés sur des chiffres et ont pour but de conduire par le nombre à la découverte d'un fait général, dont les rapports des phénomènes entre eux sont semblables, soit que leur origine soit connue ou inconnue. Il est incontestable, d'après l'identité de ces caractères, que ces deux procédés doivent être réunis en un seul. Et en effet, le calcul suppose le nombre, et c'est de la collection des unités, ou le nombre entier, que résulte le calcul qui fournit les probabilités sur lesquelles repose la statistique. Ces moyens logiques ayant tous les deux pour point de départ le nombre, et pour but le calcul qui détermine ou établit un fait, il est naturel de ne pas séparer la statistique du calcul des probabilités. Il sera donc plus conséquent de confondre ces deux actes, pour n'en faire qu'un instrument d'expérimentation, que nous présenterons sous le nom de *statistique.*

La statistique, considérée dans son sens absolu,

*consiste à établir d'abord des rapports numériques ,
et à tirer de ces rapports une conséquence tendant à
prouver que les faits qu'ils ont servi à établir doivent
être constants et avoir lieu dans des circonstances
semblables.* C'est ainsi que nous paraît devoir être
définie la statistique générale.

Cet instrument a été d'abord employé par Achen-
wal, pour comprendre, dans un traité général et
méthodique, l'exposé des forces physiques, morales et politiques des divers états de l'Europe.
Toutefois, long-temps avant que le professeur de
Gottingue eût réduit la statistique en art, l'empirisme l'avait appliquée à la médecine ; c'est ainsi que
la thérapeutique surtout a dû se fonder. Aujour-
d'hui que c'est uniquement sur des faits palpables,
et sur les calculs de ces faits, que les partisans zélés
de l'autorité souveraine de l'observation veulent
fonder les sciences médicales, on a la prétention
d'ériger la statistique en doctrine, à laquelle on ne
craint pas de donner la plus grande valeur en thérapeutique. Il vous sera très-facile de comprendre
que cette prétention est l'effet d'une confiance irré-
fléchie et présomptueuse, si vous considérez qu'elle
est peu philosophique, et que, quoique ses résultats soient même tout empiriques et en général certains, ils ne sont pas toujours vrais, rigoureux (1).

(1) *Voy.* le Mémoire sur le calcul des probabilités appli-
qué à la médecine, par le Prof.^r R. d'Amador. Paris, 1857.

Ce serait, d'ailleurs, une ambition puérile ou presque téméraire, extravagante, que de vouloir instituer une doctrine sur un instrument logique de la méthode de vérification. Cette prétention est peut-être plus insensée que celle des médecins qui, de nos jours, s'étaient abandonnés à la ridicule espérance de fonder la médecine sur l'anatomie pathologique, qui n'est aussi qu'une fraction des procédés logiques de cette science, dont l'exercice a pour but unique la connaissance des symptômes épigénétiques ou les lésions matérielles des organes.

Toutefois, si le procédé numérique a été adopté en médecine avec trop de confiance par certains médecins, nous pensons qu'il a été repoussé, exclu, avec trop de sévérité par d'autres. Et en effet, s'il ne conduit pas toujours à des résultats positifs, il fournit, du moins en général, des données approximatives qui ne permettent pas de le dépouiller de la puissance qu'exerce sur la raison le calcul des probabilités. Il a donc aussi, comme les autres, une certitude morale. Il a sans doute des mécomptes dans les cas qui ne sont pas en tout semblables ; mais ces mécomptes ne sont pas communs, et ils établissent tout au plus des exceptions qui, loin d'invalider la règle, la confirment. Ces exceptions sont offertes par les anomalies de la vie, dont les phénomènes varient comme les conditions individuelles des sujets, et l'influence des conditions des agents généraux du monde extérieur. Ainsi , quoiqu'on doive se méfier des calculs rigoureux appliqués aux vraisemblances médicales , cependant on sera généralement fondé à dire et à admettre que ce qui , dans le plus grand nombre de cas semblables , ou à peu près semblables , est pleinement démontré par la statistique , ou la méthode numérique , ou le calcul des probabilités, n'est pas dépourvu de fondement. C'est ainsi que l'empirisme surtout a découvert les propriétés des agents thérapeutiques les plus efficaces : il a groupé les faits d'après leur ressemblance , puis les a nombrés pour se rendre compte et constater l'action de ces agents. Cela est généralement exact , l'esprit de sophisme seul peut tenter d'ébranler cette vérité.

Ainsi , nous conclurons que , bien que nous reconnaissions , avec les adversaires de ce procédé , qu'il ne conduit pas toujours à des résultats certains et invariables , soit dans l'étiologie des maladies , soit dans leur diagnostic , leur pronostic et leur thérapeutique , il est néanmoins un de ceux que la raison philosophique doit accepter et invoquer dans ses recherches expérimentales. Serait-il sage , en effet, de le frapper d'anathème et de l'exclure, parce qu'il est passible de quelques exceptions ? Une telle conséquence heurterait de front les règles de la logique, et anéantirait en un instant les résultats de l'expérience des siècles. D'ailleurs, si on repousse

ce procédé du domaine de la méthode de vérification,
par la même raison on devra aussi, pour être conséquent, les envelopper tous dans cette proscription,
parce qu'il est impossible qu'on puisse regarder les
autres comme infaillibles. Chacun d'eux a son génie
particulier, son caractère propre ; aucun n'est
parfait, et malgré leurs défauts, c'est à eux que
nous devons la révélation de tous les faits primitifs
qui ont créé la science. Nous acceptons donc la
statistique comme un des procédés les plus utiles de
la méthode de vérification.

C'est, Messieurs, à ces considérations générales
sur la méthode de vérification que nous bornerons
ce que nous avions à vous exposer à ce sujet. Ces
notions philosophiques nous ont paru nécessaires,
pour vous faire connaître que cette méthode était
indispensable pour diriger votre esprit à travers ce
labyrinthe de faits dans lequel nous allons pénétrer.
C'est par l'application sévère et légitime de cette
méthode unique ou par excellence, que, nous élevant
au-dessus des sens, nous parviendrons jusqu'à la
connaissance des causes ou de l'origine des rapports
que celles-ci ont avec les phénomènes, et de ceux
que les phénomènes ont entre eux; c'est par elle
que nous découvrirons ce que nous ne pouvons ni
voir, ni toucher ; c'est par elle que vous arracherez
la science des maladies à l'empirisme, et surtout au
matérialisme sur lequel des esprits vains et néces-

siteux se sont efforcés de la faire reposer ; c'est par
elle que, nous emparant des fruits de l'observation
et d'expériences attentives, nous saisirons les rapports généraux ou les lois, nous découvrirons les
éléments des maladies, et nous poserons les fonde-
ments d'une nosologie et d'une classification phar-
maco-dynamique naturelles ; c'est, enfin, par elle
que nous faciliterons les progrès de la médecine,
dont toutes les branches, et la thérapeutique surtout, sont en entier dans la méthode de vérification
scientifique.

CHAPITRE III.

—

REPROCHES ADRESSÉS A NOTRE DOCTRINE SUR SON CARACTÈRE MÉTAPHYSIQUE.

Avant de terminer cet enseignement sur la méthode scientifique, que nous regardons comme la
plus efficace et la plus féconde pour servir les besoins
de la thérapeutique, nous devons arrêter notre attention sur le reproche capital qu'on adresse à notre
doctrine. On lui dispute le pouvoir que nous lui
donnons de nous apprendre à nous élever au-dessus
des idées fournies par les sens. Essayons de prouver
l'invalidité de cette assertion, et de défendre notre
doctrine contre les attaques incessantes des doctrines

anatomo - pathologiques , organiciennes, physico-chimiques ou matérialistes, qui, de nos jours , ont cherché à renverser en un instant un édifice bâti et perfectionné par les travaux de plus de vingt siècles.

Les fauteurs de ces doctrines nous reprochent de vouloir *transformer une science qui, bien systéma-tisée, a sa certitude comme les sciences physiques, en une science qui doit la perdre en s'égarant dans les abstractions et les hypothèses.*

L'absurdité de ce reproche vous a été si souvent et si irrévocablement démontrée par mon ami et illustre collègue , M. le professeur Lordat, qu'il serait pres-que oiseux de s'arrêter longuement à sa réfutation. Cependant il nous a paru indispensable de re-prendre ce reproche en sous - œuvre , non pour fortifier les convictions de ceux qui , ayant sérieuse-ment médité les ouvrages de notre collègue , ont su apprécier la solidité des bases de notre doctrine , mais bien pour prouver aux novices que les attaques faites à la doctrine du Vitalisme sont des actes d'igno-rance, ou de vanité, ou de mauvaise foi.

Qu'est la doctrine de cette Ecole et que lui re-proche-t-on? Notre doctrine est l'union systéma-tique, légitime et harmonieuse de l'ensemble des faits médicaux, opérée d'après les règles de la phi-losophie expérimentale. Elle a pour fondement la cause de la vie quelle qu'elle soit, et pour règles

une méthode dont l'esprit est tout expérimental ,
parce qu'elle ne dépasse jamais les limites que les
sens et la raison lui ont prescrites.

Elle se distingue des autres doctrines plus ou
moins incomplètes , soit par leur caractère d'exclu-
sivité , soit par l'hétérogénéité de leurs principes ,
en ce qu'elle est remarquable par l'unité de sa base,
la concordance de ses dogmes qui sont puisés dans
la véritable interprétation de la nature , *et l'on sait
que l'unité d'une doctrine est le principe de sa bonté,
de son excellence et de son succès.* Elle satisfait à
toutes les exigences d'un esprit méditatif et juste ,
et elle est , dans son application à la pratique médicale , le guide le plus assuré que l'on puisse invoquer
dans l'état actuel de la science. Et en effet, la méthode expérimentale qu'elle met sans cesse en exercice , repose sur ce solide piédestal de l'observation ,
de l'expérience et du raisonnement le plus direct et
le plus sévère, d'où toutes les vérités de fait dé-
coulent. Elle a pour règles principales, dit Bérard (1),
qu'elle ne doit admettre que ces vérités ; que l'on
ne doit s'élever à des assertions générales qu'après
avoir rassemblé , comparé et combiné le plus grand
nombre de faits possibles ; que l'on ne doit jamais
pénétrer jusqu'à l'essence des choses ou les causes
finales ; qu'elle ne doit jamais s'occuper que des

---

(1) *Voy.* Esprit des doctrines médicales , p. 49 et 50.

liaisons, des rapports des phénomènes ou de leurs lois; c'est par elle qu'on remonte des phénomènes aux causes. On n'y emploie, enfin, les termes abstraits de *forces*, de *principes*, de *facultés*, que comme des formules génériques, à l'aide desquelles on classe les divers faits pour en mieux saisir l'ensemble et les rapports.

Tels sont les principaux attributs de la philosophie de la doctrine de cette Ecole. On y trouve l'expression complète des résultats de la meilleure méthode pour la recherche de la vérité. Cette méthode offre, en effet, les trois sortes de caractères distinctifs des vérités dont l'esprit humain est en possession, c'est-à-dire les trois sortes d'évidence qui éclairent la raison, savoir : 1° l'*évidence intuitive*, qui a pour cause la nécessité et l'universalité; 2° l'*évidence déductive ou de raisonnement*, où l'on compare et l'on conclut; 3° l'*évidence d'induction*, qui s'élève, par une marche lente et prudente, des faits particuliers aux faits généraux, et arrache ainsi à la nature son secret (1).

Cette manière de philosopher ne conduit-elle pas la raison à des résultats certains, nous avons dit presque infaillibles? Que peut-on reprocher dèslors à une doctrine fondée sur une philosophie qui

____

(1) *Voy.* Dugald-Stewart, ouvr. et tom. cit., préface de l'auteur, p. iii et suiv.

satisfait à la fois les sens et l'intellectualité ? On lui reproche de *reposer sur des abstractions et sur des hypothèses , d'être tout-à-fait une production de l'esprit, une œuvre métaphysique.* Voilà le reproche capital.

Pour repousser victorieusement cette attaque, il nous suffirait de dire que c'est, d'une part, méconnaître le génie des abstractions, que de vouloir ériger l'art en science sans abstraire ; et de l'autre, que c'est ignorer les règles fondamentales de la vraie philosophie, que de regarder notre doctrine comme née des hypothèses, elle qui s'est imposée sévèrement la loi de n'y jamais donner place. Nous montrerons suffisamment le caractère vicieux de ce reproche, en nous attachant avec soin à déterminer le sens rigoureux de l'abstraction et de l'hypothèse. Nous prouverons ainsi qu'*il n'y a pas de science sans abstraction ,* et qu'*en donnant à celle-ci les limites d'une bonne méthode de philosopher, l'hypothèse ne peut jamais s'y introduire.*

Il n'est pas un de vous qui ne sache, comme le savent peut-être aussi nos antagonistes, qu'abstraire n'est pas faire des *hypothèses;* ce serait, en effet, prendre la réalité pour la contingence, que de confondre ces deux choses. Un léger développement suffira pour montrer toute l'exactitude de cette proposition.

Lorsque par l'observation et l'expérience on eut

recueilli un grand nombre de notions sur les phénomènes de la nature, l'esprit de l'homme sentit le besoin de lier les faits entre eux , et de s'élever jusqu'à leur origine. Ce besoin fut une inspiration de la raison ou d'une sorte de logique naturelle. Ce sentiment n'était pas téméraire , arbitraire , déraisonnable. Il était la conséquence d'une philosophie bien simple et bien naturelle ; *car rien n'arrive sans raison, et sans la vérité de cet axiome,* dit Leibnitz (1), *on ne saurait démontrer ni l'existence de Dieu , ni d'autres grandes vérités.* La vérité de cette proposition a un caractère expérimental fourni par le témoignage de notre conscience. Elle est incontestable. Ainsi, dès qu'un ou plusieurs phénomènes se présentent à l'observation, la raison cherche à en déterminer l'ordre et la concaténation ; elle en étudie la forme et les caractères ; elle s'efforce d'en apprécier la valeur, et de découvrir leurs rapports généraux ou leurs lois ; elle est conduite ainsi à l'existence de la cause ou de l'unité d'où ils partent, dont elle se garde bien de pénétrer l'essence ou la nature ; elle se borne à la désigner par un nom quelconque ou un terme abstrait, propre à distinguer entre elles les causes qu'elle a signalées par son exercice : c'est de cette manière qu'on procède en suivant les règles d'une bonne méthode de philosopher. Or, je le de-

---

(1) Nouveaux éléments philosophiques.

mande aux esprits les plus vulgaires, comme aux plus élevés, ces abstractions ou ces résultats immédiats et simples de l'application de la raison sont-ils des produits de l'imagination, ou des chimères, des fictions, comme on se plaît tant à le répéter? La réponse est aisée, si l'on fait un appel à la raison de l'homme et à sa bonne foi. Dès-lors on conviendra qu'abstraire en suivant les règles d'une métaphysique aussi naturelle et aussi limitée, c'est arriver à la conséquence immédiate de l'application de la raison aux phénomènes sensibles, pour établir par l'induction la liaison qu'ils ont avec la cause cachée. C'est ainsi que Bàcon ouvrit une nouvelle route vers les mystères de la nature : *Inveniam viam, aut faciam,* disait-il. Les temps où cette métaphysique fut fondée furent une époque remarquable dans l'histoire de l'humanité tout entière. C'est cette métaphysique qui fit disparaître pour toujours de la scène de la science l'assemblage informe et incohérent des théories bizarres, subtiles, obscures et fausses d'une philosophie hypothétique et aventureuse, dont les premiers essais furent vicieux, parce qu'ils avaient été faits sans règles précises. Mais ces règles étant aujourd'hui bien fixées et sagement appliquées, on raisonne avec autant de certitude et de précision, dit Dugald-Stewart, que les géomètres sur les idées de quantité. Une telle métaphysique ne saurait être proscrite. Si elle est repoussée

des sciences naturelles et de la médecine surtout,
autant vaudrait-il repousser le fait général établi
par Newton pour la théorie de la gravitation, fait
établi par l'induction, et que tous les esprits philosophiques considèrent comme doué de toute l'évidence qui peut appartenir à des faits constatés par
l'observation et l'expérience. En posant les lois de
cette admirable théorie, le grand Newton disait :
Hypotheses non fingo. L'attraction Newtonienne, dit
Maine de Biran, *n'est qu'un fait généralisé succes-
sivement à force d'observations, de comparaisons et
de calculs* (1).

Si cette philosophie est irrécusable en matière
d'astronomie, pour atteindre jusqu'à l'appréciation des causes invisibles des phénomènes qui frappent nos sens, pourquoi ne le serait-elle pas en
médecine pour la découverte des causes des phénomènes morbides ou des éléments pathologiques,
dont la détermination, comme en astronomie, est
la conséquence directe des recherches de la philosophie expérimentale ? *En médecine, comme dans les
sciences physiques, nous partons d'une vérité des
sens pour arriver à une vérité de raison, qui,
comme la première, est une vérité de fait, et nous
exprimons un fait primitif de conscience sans aller*

---

(1) *Voy.* Nouvelles considérations sur les rapports du
physique et du moral de l'homme, pag. 354.

au-delà des idées simples qui naissent directement de l'application de la raison aux choses sensibles. Le vrai philosophe s'arrête à cette vérité. Dieu seul peut franchir ces barrières.

L'intelligence humaine a des limites que la raison doit s'appliquer à connaître et qu'elle doit respecter dans ses élucubrations. La véritable philosophie se garde bien de les dépasser ; elle sait qu'elle ne peut pas tout expliquer, et qu'il y aura toujours pour elle des énigmes dont le mot éludera éternellement la puissance du génie de l'homme. *Caliginosá nocte premit Deus.* Cette pensée, sortie de l'âme d'un païen, est une leçon dont la sagesse doit profiter.

Si le médecin philosophe en eût toujours été pénétré, la science n'aurait jamais eu à souffrir le reproche trop souvent fondé d'être *conjecturale.* Ce reproche a surtout été adressé à la médecine interne, qui, presque de tous les temps, a trouvé des esprits téméraires qui, abandonnant les faits, se sont élancés dans le monde imaginaire, pour expliquer le mécanisme des actes ou des opérations les plus mystérieuses. C'est ainsi qu'on a voulu deviner le mécanisme des actes dont on connaissait la cause occasionnelle et le résultat : tels sont, par exemple, la génération, la contagion, etc., dont on ignore et dont on ignorera toujours ce qui se passe, depuis l'intromission des causes jusqu'au développement des effets sensibles. Ici toutes les opinions sont conjecturales, et rarement, comme le dit le savant professeur Lordat, deux des devins qui s'y livrent se rencontrent. Heureusement, ajoute-t-il avec raison, la théorie de ces actes est peu importante pour la pratique de l'art.

Les hypothèses créées à ce sujet ne sont bonnes qu'à amuser l'esprit. Il nous importe peu, en effet, d'avoir sur ces actes cachés, secrets, des théories, fussent-elles même exactes. A quoi nous servirait de savoir comment *le quinquina guérit les fièvres intermittentes ; comment le mercure, l'or, l'argent, le platine, l'iodure de potassium guérissent la vérole ; comment agissent l'urée sur les organes ouropoïétiques, les cantharides sur les organes génitaux, le seigle ergoté sur l'utérus, la digitale pourprée sur le cœur, le fer contre la chlorose,* etc., etc. Il nous suffit que ces faits soient bien constatés, et de déterminer exactement les cas particuliers où ces agents doivent être appliqués ; aller au-delà, c'est s'écarter des lois naturelles ou de l'expression des faits, c'est se jeter dans la supposition d'une cause fictive ou l'hypothèse, c'est abandonner les règles de la véritable méthode de philosopher ; ce n'est plus alors abstraire, c'est faire des hypothèses.

Ces considérations générales sur la philosophie inductive nous autorisent à établir *que les abstractions ne sauraient être repoussées de la médecine sans préjudice pour la théorie et pour la pratique, et que c'est réduire l'art à l'empirisme le plus aveugle que de les frapper de proscription. Les abstractions sont le principe des lois générales, et sans ces lois il n'est pas de science.* Nous conclurons conséquemment que ceux qui condamnent notre doctrine, comme étant le produit des abstractions, condamnent la véritable philosophie, qui, selon Maine de Biran, *est éminemment la science des réalités.* Les abstractions n'ont donc rien de chimérique, puisqu'elles constituent des vérités toujours égales à elles-mêmes, toujours irrésistibles, qui n'ont besoin d'aucunes preuves pour être fortifiées, et qu'aucune contradiction ne peut affaiblir.

Mais si nous cherchons la cause de cette proscription, nous croyons qu'on peut la trouver dans l'idée où sont certains esprits peu versés dans la philosophie, *que tout ce qui ne frappe pas les sens est une hypothèse ou une supposition,* ce qui est une pure absurdité; car, à ce point de vue, la raison, quoique bien dirigée, serait une faculté dangereuse, puisque toutes les productions qui résultent de son exercice seraient fictives et hypothétiques. Il n'y aurait dans un tel système de vérité irrécusable, que dans les idées simples qui naissent des impressions reçues par les sens. Une telle philosophie, vous le voyez, nous plongerait dans le sensualisme; le cercle de la science serait dès-lors considérablement rétréci et tout progrès serait impossible. Non,

il ne peut en être ainsi, et la philosophie expérimentale ne conduit point à l'hypothèse, lorsque,
dans son exercice, on ne s'écarte pas des règles de
la méthode expérimentale.

Dans l'emploi que nous en faisons en médecine,
nous nous gardons bien de dépasser les limites
tracées par ces règles. La médecine est une science
trop morale, et l'application de ses préceptes trop
délicate et trop grave dans ses conséquences pour
ne pas les respecter rigoureusement. Aucune action
médicale, quelque peu importante qu'elle soit, ne
doit avoir aucune supposition pour mobile, et nous
savons trop bien ce que c'est que l'hypothèse pour
nous exposer ainsi à compromettre la science et
l'humanité. Nous ne dirons pas, avec quelques
philosophes (1), que *l'hypothèse est l'exagération de
l'abstraction, une hyperbole métaphysique.* Cette
pensée est inexacte, illogique. L'abstraction est
toujours vraie, et si l'hypothèse n'en était que l'exagération excessive ou l'hyperbole, elle aurait au
moins quelque chose de vrai dans son point de départ ou son principe; tandis qu'elle n'est qu'une
supposition, une fiction ou une proposition pure-
ment idéale, le plus souvent funeste, qui peut conséquemment quelquefois être vraie, mais dont on
peut toujours nier le *supposé,* parce qu'on ne peut

----

(1) *Voy.* Dugald-Stewart.

pas prouver la réalité de la supposition. En un mot,
quoique la chose puisse être, il n'est pas possible
de prouver qu'elle soit. Par l'abstraction, l'esprit
humain découvre la vérité ; par l'hypothèse, il se
livre à des suppositions gratuites pour expliquer la
chose dont il est question. Il n'est pas impossible
qu'il rencontre la vérité ; mais il ne peut jamais en
être certain, parce qu'il ne sait jamais quand il la
devine. C'est ce qui arrive surtout, s'il pénètre dans
le labyrinthe des causes finales, qui, lorsqu'elles
envahissent, selon Bâcon, le domaine de la physique, y portent le ravage et la ruine (1).

Contentons-nous, dans les sciences naturelles, de
saisir les rapports généraux ou les lois qui règlent les
phénomènes de la nature, de nous élever par la
voie de l'induction à leur cause immédiate, et d'é-
tablir, en un mot, un fait général ; ce doit être là
notre *nec plus ultrà*. Le moraliste et le théologien
ont seuls le droit d'aller plus loin.

C'est sur ces réflexions que notre philosophie nous
a imposé la loi de ne point admettre les hypothèses
au rang des procédés logiques de la méthode de
vérification scientifique appliquée à la thérapeutique, qui ne doit se constituer que sur des faits
émanés de sens bien exercés ou d'une raison sévère.

---

(1) *De aug. scient.*, *lib.* III, *cap.* IV, V. — *Voy.* Dugald-
Stewart, ouvr. et tom. cités, p. 279.

Nous redoutons les égarements de leur caractère de contingence, et nous les rejetons complétement de notre philosophie toute expérimentale, parce que la sévérité de la logique inductive ne doit pas permettre ce procédé en médecine.

Ces considérations générales sur les abstractions et les hypothèses suffiront sans doute pour vous montrer combien sont mal fondés les reproches adressés à notre doctrine. Vous y aurez reconnu que *sans abstractions légitimes il ne saurait y avoir de philosophie,* et que *sans philosophie il ne peut y avoir de science.* Et en effet, établir que la science peut se passer d'abstractions, c'est consacrer ce principe plus qu'étrange, que la métaphysique est une chimère, et qu'il n'existe rien au-delà de ce que nos sens peuvent apercevoir; c'est nier la correspondance harmonique qui existe entre les phénomènes et leurs causes. Notre Ecole ne saurait abaisser à ce degré l'homme et la science. Elle a su comprendre que la médecine ne peut prendre rang parmi les sciences utiles et progressives, qu'en faisant concourir à sa constitution les deux ordres de faits que l'on peut découvrir par l'exercice des sens et de la raison, dirigés par une méthode philosophique capable de nous faire remonter à l'origine des phénomènes ou à leur *causation.* C'est par le concours de ces deux puissances qu'elle a étudié l'homme sain et malade, posé les lois générales de l'un et de l'autre de ces modes d'existence, signalé les faux systèmes, conservé les vérités acquises, apprécié les forces qui régissent les fonctions de la vie, les lésions plus ou moins graves qui en altèrent l'exercice et qui sont les éléments des maladies ou les sujets majeurs d'indication ; c'est par elles qu'elle a reconnu l'existence de la force médicatrice de la nature, proclamée par Hippocrate, et qu'elle a établi, enfin, une unité de principes ou de propositions doctrinales et de but.

Telle est la doctrine qui a délivré la science des erreurs dont une foule de systèmes l'avaient encombrée ; qui a fondé les principes les plus élevés et les plus vrais de la médecine considérée comme art et comme science, et qui par là a ouvert une source indéfinie de progrès.

C'est la doctrine que nous avons embrassée avec une foi sentie et inébranlable, parce qu'elle n'a rien d'exclusif. Elle accueille, en effet, tout ce que les autres offrent de bon, de vrai et d'utile dans ses théories et dans la pratique ; elle est, en un mot, essentiellement conciliatrice.

Notre attachement à cette doctrine est un sentiment de conviction, de probité et de conscience. Tels ont été les respectables motifs de notre acception pour elle ; puissent-ils entraîner aussi la vôtre, et nous unir par les sentiments de l'esprit, comme nous le sommes par ceux du cœur !

En vous engageant dans cette préférence , ne négligez pourtant pas l'étude d'aucune doctrine. Mais , en les étudiant toutes , n'allez pas ressembler à cet homme qui , parcourant beaucoup de pays , a rencontré beaucoup de religions et finit par chanceler dans la sienne. Embrassez le Vitalisme avec l'entier abandon de la confiance ; c'est avec ce caractère que vous vous dépouillerez de l'embarras du choix , et que vous éviterez de tomber dans l'éclectisme ou le scepticisme.

Adoptez-en les dogmes indéfectibles ; favorisez sa marche et ses progrès par toutes les acquisitions de l'observation , de l'expérience et de la raison ; mais ne l'altérez jamais par le mélange impur des principes de sciences étrangères à la science de l'homme. Vous tomberiez dans le syncrétisme , et vous deviendriez ridicules et criminels. Vous ne ressembleriez pas mal à ce pauvre insolent dont parle Diderot , qui , mécontent des vêtements dont il était couvert , se jette sur les passants et arrache à l'un sa casaque , à l'autre son manteau , et fait de ces dépouilles un ajustement bizarre de toute couleur et de toute pièce (1).

Voilà, Messieurs , quelle est la doctrine sous l'empire de laquelle nous vous enseignerons la thérapeutique. Ne vous en laissez pas imposer par les

---

(1) *Voy.* OEuvres complètes , T. V, p. 165.

attaques et les sophismes de ceux qui lui reprochent les défauts qu'elle n'a pas, et qui, la censurant dans leurs paroles, s'y soumettent dans leur conduite. Ne craignez pas non plus les difficultés attachées à son caractère métaphysique ; avec de l'application, de la bonne volonté et de la persévérance, vous saurez les vaincre. Ayez du courage pour son étude, comme nous en aurons pour l'accomplissement de nos devoirs. Unis par la réciprocité de ces intentions, vous verrez mon zèle accroître l'énergie de mes efforts, comme votre assiduité à mes enseignements accroîtra sans cesse celle de mes espérances.

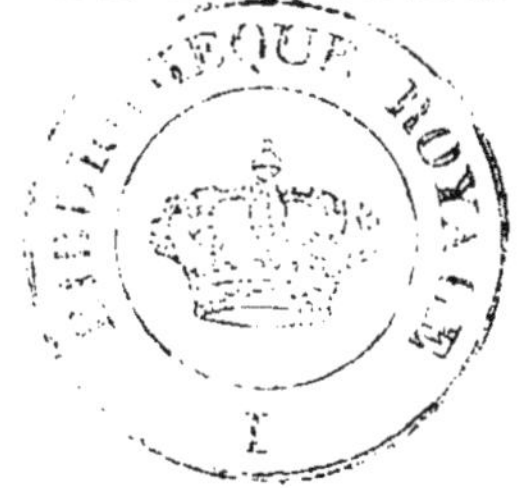

FIN.